AF322405

RÉPONSE

A UNE LETTRE

DE M. LE DOCTEUR VIDALIN,

AU PROFESSEUR BROUSSAIS,

PAR J.-B. VIALLE, D. M. P.

—————

J'ai publié dernièrement, sous le titre de *Coup-d'œil sur la topographie physique et médicale de la Corrèze*, un mémoire qui a été jugé digne de faire partie du neuvième volume des *Annales de la médecine physiologique*. Ce mémoire est un résumé et le résultat de mes observations sur l'état hygiénique et médical de ce département; il renferme aussi des considérations théoriques qui sont comme les raisons de la manière de voir et d'agir du médecin physiologiste. J'ai pensé que si des principes faux deviennent pernicieux dans leur application pratique, tout médecin jaloux de ne suivre d'autres bannières que celles de *raison et probité*, ne saurait trop s'attacher à épurer sa théorie, pour en bannir ce qui est hypothétique ainsi que ce qui est trop général ou exclusif. Dans une théorie tout doit être démontré, et le *vraisemblable* ne peut y être admis qu'à défaut de connaissances positives. Mais

BIBLIOTHÈQUE ROYALE

1

est-il toujours facile de reconnaître la vérité des principes? C'est sans doute leur faire subir une bonne épreuve que celle de la publicité et de l'exposition à la critique ; c'est une telle épreuve que j'ai faite en soumettant mon mémoire à l'impression.

M. Vidalin a répondu à l'appel que j'ai fait à la critique ; et pour relever ce qu'il appelle *mes erreurs*, il a publié à Tulle une lettre adressée à M. Broussais, pour être insérée dans les *Annales de la médecine physiologique*, où pourtant elle n'a pu paraître.

Je réponds ici, mais seulement dans l'intérêt de la science et du public, à cette lettre, ou plutôt à cette critique, dont je n'ai eu connaissance que plusieurs mois après sa publication. Si cette critique était fondée en raison, si elle était basée sur la justice et la bonne foi, je devrais à M. Vidalin mille et mille actions de grâce pour m'avoir montré mes erreurs ; mais comme je ne puis en porter un jugement aussi favorable, et comme mes opinions me paraissent encore très vraies, quoique M. Vidalin les dise erronées, je me borne à solliciter la décision des médecins physiologistes et des hommes éclairés sur les questions litigieuses entre nous, et dont la solution intéresse la science ainsi que le bien public.

M. Vidalin dit avoir lu mon écrit *avec attention, même avec conscience et probité;* mais c'est ainsi qu'il fallait le critiquer, et c'est ce qu'il n'a pas fait. Je remarque d'abord une injustice de sa part, dans le but qu'il veut m'attribuer ou dans la manière dont il interprète mes intentions. Je n'ai écrit, suivant lui, que *pour donner des développemens à la doctrine de M. Broussais, et signaler l'exagération résultant de la connaissance imparfaite que quelques uns en ont.* Mon but est exposé différemment dans le premier article de la lettre qui précède mon mémoire. Je me borne à rappeler sur ce point l'attention ou la conscience de M. Vidalin; mais je dois lui dire ici que, développer une doctrine à ceux qui ne la connaissent qu'imparfaitement, c'est exposer, c'est expliquer cette doctrine, et que l'on peut s'abandonner à cette idée sans avoir conçu la prétention insensée d'associer son nom aux glorieuses destinées de l'immortel fondateur de la médecine science.

Mon mémoire est une preuve de l'exagération et du défaut de connaissance dont j'accuse les autres: M. Vidalin en a acquis la *triste conviction;* mais, dans une telle accusation, il ne suffit pas de mettre en avant une prétendue conviction, et M. Vidalin doit prouver son assertion, sans quoi il se rend coupable de personnalité et de calomnie. Or, je ne trouve point cette preuve dans l'acte d'accusation que M. Vidalin a lancé contre moi; je n'y trouve que des preuves contraires, qui démontrent son ignorance ou ses erreurs et non les miennes. Il peut donc, d'après cela, retenir pour lui-même l'exagération et l'imperfection de connaissance dont il m'a accusé gratuitement.

Cette preuve de l'exagération de M. Vidalin et de

l'imperfection de ses connaissances, je la trouve dans la première objection médicale qu'il me fait. *Est-ce bien un médecin physiologiste*, dit-il, *qui vient nous parler de maladies* ASTHÉNIQUES, *lorsque depuis dix ans, grâce à vos immortels efforts* (il s'adresse à M. Broussais), *leur déchéance est prononcée de toutes parts ?*

Non, M. Vidalin, la déchéance des maladies asthéniques n'a pas été prononcée par M. Broussais. Dans ses cours, comme dans ses livres, ce professeur expose à sa manière avec cette justesse et cette précision qui caractérisent le grand observateur et le fondateur de la vraie médecine, les causes, le diagnostic et le traitement des maladies dont la faiblesse forme l'essence. Ces maladies ne sont donc pas contestées par M. Broussais ; mais elles ne doivent plus jouer le premier rôle en pathologie, comme le prétendent les browniens ; il faut aussi étudier les organes en détail et non l'économie en masse, comme l'ont fait ces derniers. Certes ce n'est pas ainsi que l'entend M. Vidalin, qui s'étonne de ce que l'on parle encore des maladies asthéniques ; et sa surprise ne peut s'expliquer que par l'exagération qui résulte d'un défaut de connaissances.

C'est par suite de cette même imperfection de ses connaissances médicales que M. Vidalin me demande *ce que sont les névroses qui ne sont pas le produit de l'irritation ?* Je lui réponds en lui demandant à mon tour, si l'asphyxie est une irritation ? si la syncope, la paralysie, etc., sont toujours des irritations ? Au reste, mes opinions sur l'asthénie,

(5)

que, dans ma thèse (Paris, 1817), j'appelais *sous-irri-tation*, que d'autres ont nommée *ab-irritation*, se trouvent indiquées aux pages 11 et 12 de mon Mémoire, et je suis persuadé qu'un médecin physiologiste qui aura lu avec attention ce que j'en ai dit, ne m'accusera pas de brownisme, quoique, ici, je me sois servi de l'expression du sectaire écossais.

Que beaucoup de médecins ne connaissent encore que très imparfaitement la doctrine physiologique, il n'y a dans cela rien d'étonnant : et qui peut d'ailleurs se flatter de la connaître parfaitement? Mais comment l'auteur d'un *Traité d'hygiène domestique*, qu'il déclare appartenir à la nouvelle école, peut-il être resté aussi en arrière de nos modernes connaissances? Comment peut-on le surprendre méconnaissant, ainsi que l'on vient de le voir, quelques uns de ces principes que l'on peut appeler *premiers*, parcequ'ils sont comme les clefs de la théorie physiologique et pathologique de l'homme? Et si j'analysais les ouvrages de M. Vidalin, j'y trouverais encore bien d'autres exagérations. Il dit, par exemple, dans son Mémoire *sur les fièvres intermittentes de la Corrèze*, que ces maladies sont toujours des *gastroentérites* : or, que l'on accorde, s'il est possible, cette assertion avec la grande proposition de Broussais, *l'irritation peut se montrer intermittente dans tous les appareils organiques*. L'opinion particulière de M. Vidalin sur l'étiologie de ces fièvres est au moins exagérée. Ses *Considérations médico-philosophiques sur la boisson alcoolique* me paraissent surtout très éloignées de la médecine et de la philosophie du bon sens.

M. Vidalin professe une aversion plus que pythagoricienne pour le vin, et en général pour toutes les boissons qui contiennent de l'alcool, sans en excepter même la bière et le cidre. Il convient pourtant que *l'état de civilisation a créé des travaux pénibles et acerbes auxquels on ne se rend apte que par de fortes stimulations de la boisson alcoolique; mais ces travaux*, dit-il, *ne sont pas dans l'ordre de la nature.* L'on peut ici se demander si c'est dans les paradoxes misanthropiques de Jean-Jacques que M. Vidalin a puisé les idées qu'il s'est faites de la nature ; ou si la haine qu'il témoigne pour l'état de civilisation ne lui viendrait pas, comme par contagion et peut-être à son insu, des doctrines d'un parti hypocrite et ambitieux, qui, parlant de crimes et de folies, se précipite vers sa perte. Quoi qu'il en soit, je lui déclare que je préfère la civilisation à ce qu'il appelle la *nature;* ou plutôt, je crois que la civilisation elle-même n'est que la nature.

Cette dernière divergence d'opinion entre M. Vidalin et moi explique quelques autres manières de voir très différentes, que nous nous sommes formées, et qui doivent réciproquement nous paraître autant de contre-sens. Ainsi, *l'homme des champs*, suivant M. Vidalin, *est plus près du vœu de la nature que l'homme des villes;* tandis que, de mon côté, je crois le contraire, par la raison précisément que le premier est moins civilisé que le second. Mais la civilisation, telle que je la conçois, n'est pas de faire languir l'homme dans l'oisiveté, ou de le détériorer précocement, soit par des travaux trop pénibles, soit par des excès d'un autre genre. Les hommes oisifs et ceux qui se livrent à des excès se trouvent malheureusement trop souvent dans les campagnes aussi bien que dans les villes. J'ignore quelle est leur proportion respective dans les unes et dans les autres ; mais partout ils me semblent également éloignés du but de la nature et de la civilisation.

A la campagne, les hommes vivent au milieu de circonstances toutes favorables à la santé et au développement des forces ; ils doivent s'y trouver plus sains et plus vigoureux qu'à la ville. Mais où sont les relevés qui prouvent incontestablement ces propositions ? M. Vidalin n'a-t-il jamais porté ses regards et ses méditations sur les chétives demeures des villageois ? n'a-t-il jamais respiré l'atmosphère infecte de ces tristes habitations ? n'a-t-il pas vu les épidémies qui résultent de cette insalubrité ? et n'a-t-il pas été frappé de l'existence de tant de maladies chroniques qui n'affligent pas moins les habitans des campagnes que ceux des villes ? Ces maladies, comme je le dis ailleurs, altèrent la constitution de la race humaine, de sorte qu'ils pourraient bien ne pas avoir tout-à-fait tort, ces gens crédules qui pensent que nous devenons de moins en moins vigoureux que nos pères ; mais les générations dégradées s'éteignent et font place à des générations plus heureuses que la civilisation a améliorées, ou se corrigent par leur mélange avec ces dernières, et l'espèce ne change pas sensiblement.

Les citadins que l'on envoie chercher la santé à là campagne la doivent sans doute plus souvent, quand ils l'y trouvent, à ce qu'ils cessent d'être martyrisés par les médecins ontologistes, humoristes ou browniens, qu'au changement d'air dont je ne veux pourtant pas nier absolument l'influence.

L'air est certainement plus pur au milieu des champs que dans l'intérieur des villes ; mais il est ordinairement plus insalubre dans les villages que dans ces dernières. Qui peut ignorer que c'est seulement dans les villes que les règles de l'hygiène publique ou les lois de la police sanitaire reçoivent quelque application ? Dans les campagnes, les femmes et les enfans qui ne s'éloignent guère du logis, l'homme qui y est retenu par l'état de maladie, sont le plus souvent condamnés à respirer un air malsain, outre qu'en général ils ne sont que très imparfaitement à l'abri des vicissitudes atmosphériques. Tous les avantages ne sont donc pas pour les habitans des campagnes.

J'ai observé les habitans des montagnes : j'ai été frappé, ainsi que M. Vidalin, de la bonne santé dont ils jouissent : ils la doivent à la pureté de l'air qu'ils respirent. J'ai remarqué combien cette santé s'affaiblissait par la pauvreté du régime ; j'ai vu que la vigueur de ces habitans décroissait en raison de la privation des stimulans nécessaires à la vie. Et qui peut méconnaître ces vérités, si ce n'est les personnes qui se contentent d'étudier l'homme dans les romans ? Les habitans des pays froids réclament même des doses plus fortes de stimulans que les hommes des climats tempérés, et surtout que les habitans des pays chauds. Dans les pays froids, les viandes salées et épicées, le fromage fort, les liqueurs spiritueuses, etc., deviennent nécessaires et produisent rarement ces maladies que des stimulans plus doux déterminent si facilement dans les pays chauds. Le montagnard qui peut se procurer du vin et un bon régime est toujours plus vigoureux que ceux de ses voisins qui ne jouissent pas des mêmes avantages. Il suffirait peut-être de procurer du vin aux habitans de nos montagnes de l'Auvergne et du Limousin pour les empêcher de s'expatrier, pour leur faire travailler leur sol et peupler leur pays, et par suite disparaîtraient ces déserts qui souillent aujourd'hui la surface de la France (1).

Je fais trop d'honneur à la boisson alcoolique, et peut-être pas assez à la dignité de l'homme, dit M. Vidalin.

La vie est un effet des stimulans. Cette grande vérité, entrevue par Haller, par Cullen, et mal interprétée par Brown, a été démontrée par Bichat, qui nous a appris à ne voir les propriétés vitales que dans les organes en rapport avec leurs divers stimulans. Tel est le fond de la physiologie que nous devons surtout à Bichat, telle est la seule philosophie médicale qui ne cesse point d'être en

______

(1) Ces plages arides, ces flancs de montagnes dépouillés des antiques forêts, qui étaient en même temps des foyers de chaleur et des abris contre les météores, refroidissent aujourd'hui le sol du département de la Corrèze. La diminution progressive de la température de ce pays n'est pas seulement un bruit vulgaire ou de vieilles gens ; elle est attestée par la disparition de la vigne, notamment dans les environs de Tulle.

rapport avec les principes éternels de la philosophie générale des Bacon, des Locke et des Condillac ; car l'*enormon* d'Hippocrate, l'*impetum faciens* de Boerhaave, l'*âme* de Stahl, le *principe vital* de Barthez, et les autres expressions par lesquelles on cherchait à faire connaître la cause de la vie, la force vitale, sans la rattacher aux organes, sans la rallier aux excitans, ne sont véritablement que des illusions. Cette physiologie s'est encore perfectionnée depuis Bichat, et c'est sur elle que Broussais a posé les fondemens, désormais assurés, de la médecine que nous appelons *physiologique*. Or, si l'homme n'est qu'une chimère quand on le considère abstractivement des stimulans qui sont les conditions de son existence, pourquoi donc ces déclamations de M. Vidalin contre la stimulation organique, qui n'est autre chose que la vie même ? Ce médecin, criant contre l'excitation, c'est-à-dire contre la vie, me rappelle ces moralistes qui veulent anéantir les passions. M. Vidalin fait aussi de l'ontologie.

Quand même toute excitation organique serait suivie d'un affaiblissement proportionné, ce que je ne crois pas, il faudrait encore user des excitans, parcequ'il faut vivre quoique l'on doive mourir. C'est ainsi que tombe l'étrange argument que M. Vidalin élève contre la boisson alcoolique. Le vin est un des stimulans les plus appropriés à la nature de l'homme, c'est-à-dire l'un des plus convenables à la sensibilité, à l'irritabilité de ses organes, toutes les fois que cette force vitale n'est pas exaltée au-dessus de son rhythme normal. Quoique cet excitant soit moins nécessaire à l'enfant et à la femme qu'à l'homme adulte, il leur est encore très avantageux, et l'on peut apprendre à régler convenablement son usage, au lieu de le proscrire. Un usage modéré du vin est en général utile à la santé. En facilitant la digestion, ce liquide devient le préservatif d'une foule de gastrites qui résulteraient de la lenteur de cette fonction ; et dans les gastrites, même chez les individus nerveux, le vin peut devenir utile ; car nous ne connaissons point d'irritations générales : la gastrite même peut être partielle, et les parties qui sont dans le *collapsus* veulent être fortifiées, sans quoi le désordre fait des progrès avec l'irritation.

L'homme condamné à une alimentation atonique, privé du vin et des stimulans qui peuvent difficilement le remplacer, languit sans force et sans vigueur ; alors il tombe facilement sous le joug du despotisme et des superstitions, qui pourtant ne sont pas dans le vœu de la nature ; et cependant alors ses passions ne deviennent pas toujours plus douces, ni ses mœurs plus paisibles, parceque le fanatisme et le sentiment des peines ont aussi leur aiguillon. L'homme au contraire usant convenablement des stimulans qui le restaurent et le fortifient, devient vraiment un homme ; il ne saurait rester long-temps façonné pour l'esclavage. Il n'est donc point vrai que les personnes abstèmes aient une supériorité de santé sur celles qui boivent du vin : il ne peut y avoir à cet égard que des exceptions, et à qui faut-il prouver des vérités si triviales ?

Que l'on étudie les peuples !... Pourquoi Mahomet

défend-il le vin et permet-il l'opium? et quels résultats peut-on attribuer à cette loi qu'aujourd'hui peut-être l'on voudrait abolir pour un autre but?

Rome antique ne connut pas le vin, dites-vous; Hippocrate en parle à peine. Mais le peuple soldat se procura cette boisson aussitôt que la fortune le lui permit; mais les descendans de Solon, les compatriotes et les contemporains de Périclès versaient sur leurs tables des vins exquis et parfumés, des arômes les plus suaves des plantes. Et personne encore n'avait imaginé que les Romains, les anciens maîtres du monde, que les Grecs, de qui nous tenons les sciences et les arts, et dont les descendans font aujourd'hui des efforts si héroïques pour recouvrer leur liberté, devaient à l'usage de cette boisson leur ruine et la chute de leurs républiques ou de leurs empires. Il fallait posséder l'exagération de M. Vidalin pour accuser le vin de produire les maux que l'on attribue généralement au nombre des soldats guidés par l'ambition des conquérans, au défaut de politique, aux vices de l'organisation sociale, etc.

M. Vidalin peut exalter les avantages de la continence du célibataire sur l'union conjugale, puisqu'il ne trouve aucun dédommagement à l'affaiblissement du coït; mais qu'il nous dise *où est le vœu de la nature*, et si la longévité est plus grande pour le célibataire que pour l'homme marié?

Je ne crois pas avoir été injuste envers l'habitant des châtaigneraies (reproche qui m'est fait par M. Vidalin), et je vais ajouter encore à ce que j'en ai dit. Je reviens sur les causes des vices intellectuels et moraux que j'ai remarqués chez cet habitant.

La châtaigne, comme cette manne dont parlent les écrits saints, donne peu de peine à l'homme pour sa récolte. L'habitant des châtaigneraies s'habitue à un travail facile et qui n'exige aucune combinaison intellectuelle. Par cela même, son intelligence et ses passions seront plus bornées, et il cédera difficilement à la noble ambition de doubler sa fortune en adoptant ou recherchant des procédés de culture plus avantageux, mais aussi plus pénibles. Et outre cela, un aliment aussi lourd que la châtaigne, qui occupe long-temps l'estomac, qui en développe lentement l'action, et concentre sur cet organe une grande partie de la puissance nerveuse, doit diminuer par conséquent d'une manière notable la force de la pensée, rétrécir ou concentrer les idées, et mettre l'organe intellectuel dans l'impossibilité de produire des conceptions grandes et fortes. La châtaigne, par la lenteur de sa digestion, produit aussi une grande quantité de gaz dont l'éructation s'accompagne souvent d'un sentiment de chaleur très incommode dans l'estomac (pyrosis), que l'on peut regarder comme un symptôme de la gastrite ou de la duodénite chronique. Ces phlegmasies sont donc souvent produites par l'usage de cet aliment, et ce n'est pas toujours le vin ou la bonne chère qui ont tort. Or, l'inflammation de la muqueuse gastrique, si remarquable par les nombreuses sympathies qu'elle peut mettre en jeu, en produit surtout sur l'encéphale ; c'est en partie ce qui explique la fréquence de l'hypocondrie, de la monomanie , etc., chez des personnes que ces affections sembleraient devoir épargner davantage.

Ce n'est qu'en modifiant leurs habitudes , leur régime , ainsi que l'influence funeste des localités , que les habitans de nos campagnes pourront ne pas rester en arrière de la civilisation , et suivre les progrès que font les sciences et les arts. Il ne faut pas pourtant détruire les châtaigneraies, comme M. Vidalin voudrait que l'on fît à l'égard de la vigne ; mais je pense qu'il serait avantageux de ne laisser venir le châtaignier que d ansles plus mauvais terrains, tandis qu'il faudrait chercher pour son fruit, des préparations qui mettraient cet aliment mieux en rapport avec la délicatesse ou plutôt l'irritabilité de nos estomacs : ainsi l'on pourrait faire un chocolat de châtaigne, etc.

J'ai dit que les sujets pléthoriques qui abusent des stimulans sont surtout exposés aux gastro-entérites, et que les crises naturelles, ou non provoquées par l'art, sont plus rares dans ces maladies que dans beaucoup d'autres. M. Vidalin croit que je suis dans l'erreur, parceque, suivant lui, *les crises sont d'autant plus actives chez un homme qu'il est plus pléthorique.* Je ne suis pas tout-à-fait de cet avis ; je crois que c'est la constitution *nervoso-sanguine*, qui est la plus remarquable sous le rapport de la fréquence ou de la rapidité des crises, des métastases, des transformations et successions de maladies. Ceci, d'ailleurs, ne détruit pas mon assertion, relativement à la gastrite ou gastro-entérite, et je continue de croire que cette phlegmasie est une de celles qui se terminent le plus rarement sans le secours du traitement antiphlogistique qu'elle réclame. Cependant, lorsque cette inflammation est peu intense, qu'elle est à son début ou vers sa fin, on la voit souvent se terminer promptement par suite de l'administration d'un vomitif ou d'un purgatif; comme d'autres fois, et dans des circonstances pareilles, elle guérit de même, ou se termine seulement un peu plus lentement, par l'effet des saignées locales et du régime antiphlogistique. Ainsi, des modes de traitement très différens peuvent produire le même résultat : l'on peut donc, sans inconvénient, prescrire quelquefois, dans le même cas, soit les uns, soit les autres de ces moyens. Sans doute qu'il existe des raisons, dans ces circonstances, pour faire donner la préférence, tantôt aux évacuans ou révulsifs internes, et tantôt aux antiphlogistiques ; mais ces indications ne sont pas bien déterminées, l'on ne mesure pas facilement le degré de l'irritation, et l'on saisit surtout difficilement ce point au-delà duquel les stimulans sont nuisibles, et en-deçà duquel ils sont avantageux. Sans doute encore, il faudrait, dans les cas incertains, se décider pour les moyens qui peuvent avoir le moins de suites fâcheuses, et je conviens que le malade court plus de dangers avec les uns qu'avec les autres ; mais il est tant de malades qui veulent être traités à leur guise, et alors le médecin doit céder, s'il n'y a pas un grand danger de le faire, plutôt que de les abandonner. Le genre de médication qu'ils réclament les guérit souvent; s'il en résulte du mal, le médecin les en fera apercevoir, et parviendra sûrement à les détourner à temps de la route funeste où ils veulent s'engager. Se conduire différemment, ce serait être enthousiaste; ce serait s'écarter des principes du maître, qui, dans ses leçons, a bien soin de recommander de se garder de toute exagération, et veut que, dans les cas douteux, l'on procède avec prudence, et comme par essai, à l'emploi des antiphlogistiques, des toniques ou même des évacuans.

Cette manière de voir n'est pas aussi fatale que le pense M. Vidalin, qui fait des vœux, assez malheureux, je l'assure, pour qu'elle n'ait jamais été la base de ma pratique. Si j'ai fait entendre que l'on pouvait quelquefois se faire un jeu de l'emploi des agens pharmaceutiques, c'est qu'il n'est pas toujours possible de faire de la philosophie auprès des malades. Il en est beaucoup qui veulent des remèdes autant que les apothicaires désirent en vendre; l'on dirait qu'ils consultent le médecin plutôt pour avoir une formule que pour obtenir la guérison de leurs maux. Or, ce serait rendre un très mauvais service à ces sortes de gens que de ne jamais vouloir user à leur égard des plus innocentes tromperies.

Dans les gastro-entérites intenses, tous les irritans directs et même indirects sont pernicieux. Je n'ai jamais dit ni pensé le contraire, et je ne dois pas répondre par conséquent à M. Vidalin, qui voudrait faire entendre que je conseille la révulsion directe dans le cas de gastro-entérite aiguë. C'est dans

le début, et sur la fin de cette maladie, que la révulsion directe peut être utile; mais elle ne l'est jamais
dans l'acuité ou l'intensité de la phlegmasie. La
révulsion que l'on produit sur la surface gastro-
intestinale peut, à plus forte raison, devenir utile
lorsque le siége de la phlegmasie est éloigné de ces
viscères; et peut-être je me rapproche ici de l'opinion
de M. Guérin de Mamers, qui m'a paru pourtant un
peu trop favorable aux évacuans ou révulsifs internes.

Mais puisque M. Vidalin s'attache à mes opinions
particulières, il devait exercer sa critique sur ce que
j'ai dit de la révulsion externe; car c'est sur ce seul
point, je crois, que ma manière de voir s'écarte un
peu des principes de la nouvelle école. On sait que
M. Broussais condamne l'usage des irritans ou révulsifs externes dans les gastro-entérites. Or, je ne
suis pas entièrement de cet avis. Il me paraît nécessaire de distinguer, à cet égard, dans les gastro-entérites et les autres phlegmasies, deux périodes
marquées par des sympathies différentes de la peau.
Dans la première période, l'organe enflammé exerce
sur la peau une *sympathie d'irritation*: l'irritation
inflammatoire se propage en quelque sorte jusqu'à
la peau; celle-ci est tantôt chaude, sèche, souvent
rougeâtre ou livide, et d'autres fois chaude et humide,
par suite d'une augmentation considérable de la
transpiration. Dans la deuxième période, au contraire, l'organe enflammé n'exerce sur la peau qu'une
sympathie passive ou *asthénique*, et toutes les forces
semblent alors se concentrer, ou être révulsées sur

2

le foyer de l'inflammation, dans lequel toute la vie va s'épuiser et s'éteindre, à moins que la cause irritante ne soit enlevée et que les forces puissent reprendre une direction plus favorable. Les fonctions de la peau sont alors suspendues ou considérablement ralenties ; cet organe perd sa chaleur, devient terne, sec et terreux : il est dans un véritable état d'asthénie. Or, autant les irritans de la peau sont contre-indiqués dans la première période ou dans le premier mode de sympathie, autant ils me paraissent indiqués dans la seconde période, lorsque la sympathie asthénique s'établit ou tend à s'établir. L'art ne fait alors qu'opposer une révulsion contraire à celle que produit la maladie, et ce n'est que l'application de ce grand principe, *contraria contrariis curantur* ; et de celui-ci, *duobus doloribus non in eodem loco obortis, vehementior obscurat alterum.*

Je me suis servi, dans mon Mémoire, de cette expression, *embarras gastro-intestinal*, mais je l'ai mise dans une parenthèse, page 42, à la suite du mot *gastro-entérite*, pour indiquer que c'est le nom que l'on donnait naguère aux nuances les moins prononcées de cette maladie. Il y a donc très peu de bonne foi de la part de M. Vidalin de venir me demander *ce que je veux dire par cette expression ontologique surannée, et si par hasard je tiens encore du vieil homme.*

Je dirai aussi à M. Vidalin, que les médecins physiologistes, qui ont exclu de leurs rangs les esprits exclusifs aussi bien que les ontologistes, ne prétendent pas que toutes les névroses soient des sympathies de la gastro-entérite chronique, et qu'ils se permettent, dans un grand nombre d'irritations nerveuses, de porter sur la membrane muqueuse digestive des excitans légers, qui ont reçu les noms de *calmans*, de *sédatifs*, etc.; je lui dirai même que ces doux stimulans ne sont pas toujours nuisibles dans les gastro-entérites les moins intenses.

Telle est la réponse que j'avais à faire à M. Vidalin. Elle est sans aigreur. Je ne me suis pas trouvé blessé par le trait qu'il a cru lancer sur moi, et je me serais même abstenu de lui répondre, si je n'avais pensé que l'honneur et le devoir me commandaient de repousser des opinions par trop absurdes, qu'un défaut de critique semblerait justifier, et que l'on pourrait croire appartenir à une doctrine qui les récuse.

A M. LE PROFESSEUR BROUSSAIS,

RÉDACTEUR DES

ANNALES DE LA MÉDECINE PHYSIOLOGIQUE (1).

MONSIEUR,

Le mémoire que j'ai l'honneur de vous soumettre me paraît susceptible d'une application très générale, quoiqu'il soit plus spécialement destiné au département de la Corrèze. Il a pour but de démasquer la fausse médecine, les pratiques dangereuses et souvent meurtrières qui trouvent encore des soutiens et des apologistes dans l'ignorance, dans le charlatanisme, dans une perfidie intéressée (2) : il a surtout pour objet de faire ressortir les avantages de votre doctrine, de lui donner quelques développemens, et

(1) Cette lettre précède, dans les *Annales*, le *Coup-d'œil sur la topographie physique et médicale de la Corrèze*, et c'est par erreur typographique qu'elle avait été oubliée dans les exemplaires de ce mémoire qui ont été tirés séparément du journal.

(2) Je me suis convaincu, depuis que j'ai écrit ces lignes, qu'il existe un grand nombre de médecins, doués d'une grande loyauté, qui n'adoptent pas entièrement la nouvelle doctrine, par la raison seule qu'ils ne peuvent pas la comprendre. Cette doctrine est pourtant bien claire et bien simple ; mais l'ontologie scolastique a fasciné les esprits, et l'erreur se présente à nous par tant de côtés, qu'il faut encore posséder une force de jugement peu commune pour reconnaître la vérité. L'on ne doit pas être surpris, du reste, que le bienfaiteur de l'humanité ne reçoive pas de son siècle la justice qu'il aurait droit d'en attendre. Mais les principes physiologiques seront désormais ceux de la majorité des médecins, et les déclamations hypocrites ou insensées passeront de mode.

d'en distinguer ce qui est exagération résultant de la connaissance imparfaite que quelques uns en ont.

Toute doctrine contraire à la vôtre est aujourd'hui repoussée par la raison et par la probité : c'est une vérité qui bientôt sera généralement sentie. Le moment n'est pas loin où ils seront bannis de la société révoltée contre leur horrible jonglerie, contre leur pratique homicide, ces faux esculapes qui, plaçant les intérêts de leur orgueil ou de leur amour-propre au-dessus de l'amour sacré de l'humanité, administrent impunément et avec tant d'atrocité des remèdes violens, dans les circonstances qui les constituent des poisons. Ils sont coupables, les médecins qui négligent de s'instruire des principes lumineux de la médecine physiologique ; ils sont encore plus coupables, ces hommes envieux qui, se trouvant offusqués par l'éclat de la vérité, cherchent à la ternir ou veulent en arrêter l'essor : inutiles efforts qui ne serviront qu'à découvrir des petitesses ! Elle est une science, elle sera éternelle, cette doctrine qui, seule, est intelligible, et qui s'appuie sur les plus beaux résultats, sur les succès les plus heureux.

Un court exposé de la physique des lieux précède les considérations médicales que j'ai exposées dans ce mémoire. Celles-ci sont relatives : 1° aux causes les plus générales des maladies dans le département de la Corrèze ; 2° à l'influence particulière de quelques localités ; 3° à l'hygiène publique ; 4° à la thérapeutique en général. Deux observations particulières viennent en preuve de quelques propositions que j'ai avancées. Enfin, je signale quelques préjugés

qui touchent à la chirurgie, et qui sont particulière-
ment répandus dans le département de la Corrèze.

J'ai quelquefois donné mon opinion particulière
sur des questions d'une haute importance, qui pourront encore fixer avantageusement les réflexions des
médecins physiologistes. Je ne crois pas m'être écarté
de la vérité ; cependant, si j'étais dans l'erreur sur
quelque point, je serais bien aise que l'on m'en tirât.
Les erreurs en médecine sont si dangereuses ! L'on
peut remarquer que, sur la révulsion, je n'ai peut-
être pas adopté entièrement les principes de la médecine physiologique ; que, sur la cause des fièvres
intermittentes, sur les effets des boissons alcooli-
ques, je ne partage pas l'opinion d'un de mes compatriotes, M. le docteur Vidalin, qui est pourtant
physiologiste.

Je suis heureux d'être l'un des élèves qui ont su
connaître et apprécier, dès son début, le fondateur
de la vraie médecine.

ALLE, D. M. P.

DE L'IMPRIMERIE DE LACHEVARDIERE FILS,
RUE DU COLOMBIER , N. 30 , A PARIS.

www.ingramcontent.com/pod-product-compliance
Lightning Source LLC
LaVergne TN
LVHW011030050726
842519LV00004B/1315